MÉMOIRE
SUR UNE ÉPIZOOTIE

Qui se manifesta dans le mois de germinal an huit, sur les chevaux du dépôt du 20.me régiment de chasseurs, en garnison à Metz ;

Suivi d'un Aperçu de celle qui a régné en thermidor an 11, sur les bêtes à cornes de la commune de Tramois, département de l'Ain.

Par J. B. GOHIER, Professeur à l'École vétérinaire de Lyon.

Quelques jours d'une nourriture mal-saine suffisent pour donner lieu à différentes maladies que la contagion ne tarde pas à rendre funestes.

REVOLAT, *Nouvelle hygiène militaire.*

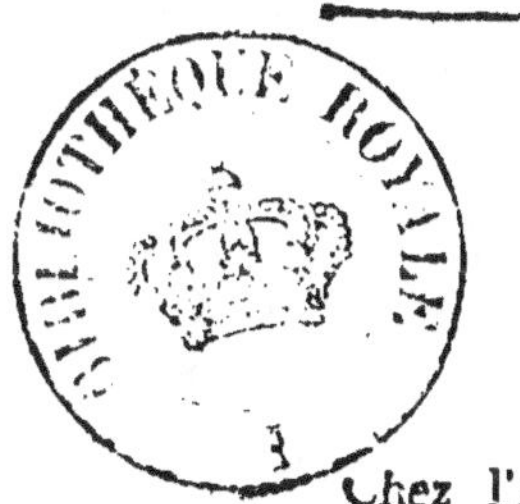

A LYON,

Chez l'Auteur, à l'École Vétérinaire,

chez REYMANN et Comp., libraires, rue St-Dominique, N.º 63.

AN XII. — 1804.

INTRODUCTION.

S'il est important pour les progrès de la médecine vétérinaire, de recueillir l'histoire des diverses maladies qui affligent les animaux, c'est sur-tout celle des épizooties et des enzooties. Ces redoutables fléaux, qui en peu de temps font toujours des ravages considérables, présentent tant de variétés par rapport à leurs causes, à leurs symptômes, à leurs traitemens, à la manière dont ils se terminent, se propagent, etc. etc., qu'il nous semble qu'on ne peut rassembler avec trop de soin, tout ce qu'ils offrent de remarquable.

Il serait sans doute à désirer que tous les artistes qui traitent de semblables maladies, en donnassent un exposé exact. La science vétérinaire et l'agriculture y gagneraient beaucoup, et l'on agirait toujours d'après de nouvelles connaissances, lorsqu'on en aurait à combattre par la suite.

Mais nous ne pouvons espérer un avantage aussi précieux pour la médecine des animaux, qu'autant qu'il régnera plus d'union, plus d'harmonie entre les deux écoles, et que de concert elles rédigeront un journal dans lequel seront consignés tous les faits, toutes les observations propres à faire faire à l'art quelques progrès. Ce journal, projeté depuis quelque temps par les directeurs et professeurs de l'école d'Alfort, est vivement désiré par toutes les personnes qui s'occupent de la science vétérinaire. Puissions-nous bientôt le voir paraître !

La première des maladies que je vais décrire, est comme une foule d'autres, l'effet de la consommation de fourrages altérés et corrompus ; mais elle a cela de remarquable que les sétons, moyen généralement employé dans les épizooties, soit comme curatif, soit comme préservatif, ont été, dans celle-ci, suivis des plus fâcheux résultats.

La seconde, qui, comme la précédente, fit en peu de jours des progrès effrayans, m'a paru être occasionnée par des travaux excessifs, l'insalubrité des étables, et surtout par la corruption des eaux qui servaient à abreuver les animaux.

Je suivrai, dans ce mémoire, la marche qui me paraît la meilleure pour donner le narré exact d'une épizootie : j'aurai soin de rapporter les faits tels que je les ai observés et d'éviter les grands détails théoriques, qui ne peuvent, en pareil cas, qu'écarter du principal sujet que l'on traite.

MÉMOIRE

SUR UNE ÉPIZOOTIE

Qui se manifesta dans le mois de germinal an 8, sur les chevaux du dépôt du 20.me régiment de chasseurs, en garnison à Metz.

———

Pᴀʀᴍɪ les nombreuses maladies auxquelles les animaux sont exposés, les plus funestes, sans doute, sont celles qui attaquent à la fois un grand nombre d'individus de la même espèce ou d'espèces différentes, et qui constituent alors ces terribles fléaux auxquels on a donné le nom d'*épizooties*.

Dans les premiers jours de germinal an huit, une semblable maladie se manifesta sur les chevaux du dépôt ci-dessus mentionné. Dans l'espace de vingt jours, elle en atteignit les deux tiers, et en enleva la sixième partie. Cette épizootie, qui parcourut ses périodes en assez peu de temps, me parut être une fièvre putride, (fièvre adynamique, *Pinel.*), assez analogue à celle qui, en 1770, ravagea la Hollande, la Flandre et quelques autres provinces de France. Elle a encore un grand rapport avec celles qui, en 1771 et 1773, se manifestèrent dans le Laonnois et le Soissonnais, décrites par Augier Dufot.

SON ORIGINE.

Cette maladie se déclara sur trois chevaux, le quatre germinal ; le lendemain elle en attaqua quatre, le troisième jour sept, et le quatrième huit. Le nombre varia ensuite de trois à quatorze par jour, jusqu'au 28 du même mois, époque où elle cessa.

TOPOGRAPHIE *du quartier où elle s'est déclarée.*

Il est inutile, je pense, de donner la topographie de la ville de Metz, puisque la maladie dont il est question ne s'est déclarée que dans un de ses quartiers de cavalerie. C'est aussi de ce quartier seulement que je vais donner une idée.

Le quartier dit *le Fort*, où étaient stationnés les chevaux du dépôt du 20.me régiment de chasseurs, est situé entre le rempart et la Moselle ; son aile droite, qui est au sud, est distante de cette rivière d'environ quatorze à quinze mètres (quarante-trois à quarante-six pieds), et son aile gauche, qui est au nord, est éloignée à peu près d'autant d'un long bâtiment qui se trouve entre cette aile et le rempart. A l'est, ce quartier se trouve borné par l'hôpital, qui en est, à peu près, à vingt mètres (soixante-deux pieds), et à l'ouest, il l'est par une très-grande place, qui est l'endroit principal par lequel on y arrive.

Le sol de ce quartier est assez sec. Les écuries, dans lesquelles il peut tenir trente à trente-deux chevaux, sur deux rangs, sont aérées et bien élevées.

Le fumier est placé au dehors, à une distance de sept à huit mètres (vingt-deux à vingt-cinq pieds) de l'aile droite, et de trois à quatre mètres (neuf à douze pieds) de l'aile gauche. Ce dernier côté est un peu moins exposé aux rayons solaires que l'autre, et les pluies abondantes y amassent quelquefois un peu d'eau, qui se trouve retenue par le fumier, lorsqu'il y en a une grande quantité.

CONSTITUTION MÉDICALE.

Pendant les mois de frimaire, nivôse et pluviôse de l'an huit, les froids furent très-rigoureux à l'est de la France ; ventôse fut un peu pluvieux et nébuleux ; mais au commencement de germinal les pluies tombèrent abondamment ; et c'est à cette époque que la maladie se déclara. J'ai observé que le nombre des malades croissait en proportion de l'humidité.

RÉGIME DES CHEVAUX antérieurement à la maladie.

Quatre mois environ avant que la maladie se manifestât, les magasins à fourrages de la ville de Metz, étant presque vides, et les moyens de les remplir paraissant manquer, on commença à diminuer les rations de tous les chevaux de la garnison. De cinq kilogrammes (dix livres) de foin qu'on délivrait à chaque cheval, et autant de paille, on retrancha toute la dernière partie.

Environ un mois après, on réduisit la ration de foin à quatre kilogrammes (huit livres) et successivement à trois et à deux et demi (six et cinq livres); elle resta ainsi à peu près trois semaines. Au bout de ce temps, les chevaux furent, pendant quelques jours, absolument privés de foin et de paille. Ils n'avaient pour toute nourriture que de l'avoine, dont on doublait, à la vérité, la ration; mais beaucoup la refusaient, d'une part, parce qu'elle n'était pas d'une très-bonne qualité, et de l'autre, parce qu'elle était administrée en trop grande quantité à la fois.

On envoya ensuite une partie des chevaux dans les endroits voisins de Metz, où il se trouvait encore des fourrages; ils y restèrent environ un mois; après quoi les magasins de la ville, se trouvant un peu approvisionnés, on les fit rentrer.

Un mois après, la disette se fit sentir de nouveau, et l'on recommença à diminuer les rations de foin et de paille.

Bientôt la grande pénurie de ces alimens obligea de faire partir des dépôts entiers pour les villes et villages environnans, où il y avait des fourrages. Cent trente chevaux qui étaient au dépôt où j'exerçais alors, furent envoyés à Boulay, village à quatre lieues de Metz, où se trouvait un magasin contenant environ cinq à six mille bottes de vieux foin, à moitié gâté.

Malgré l'attention que l'on avait de faire bien

secouer ce foin, et même de l'arroser d'eau chargée de muriate de soude (sel marin ou de cuisine), pour les chevaux malades ; les uns et les autres ne le mangeaient qu'avec une grande répugnance, que la faim seule leur faisait surmonter.

On les nourrit ainsi pendant six semaines. On rentra ensuite à la garnison, où il y avait du foin de médiocre qualité, que l'on donnait à raison de cinq kilogrammes (dix livres) par cheval, avec deux kilogrammes (quatre livres) de paille.

L'avoine, qui fut le principal aliment des chevaux pendant ce dernier temps, était d'une assez bonne qualité ; mais environ vingt-cinq jours avant que la maladie dont je donne l'exposé parût, elle était tellement mauvaise, que les animaux en laissaient très-souvent dans les mangeoires. Elle avait un goût de moisi insupportable, et elle contenait une infinité d'ordures et de graines de diverses plantes.

De vingt-quatre décagrammes (une demi-livre) de ce grain, que je pris dans le magasin, et dont je séparai exactement tout ce qui y était étranger, je ne trouvai que dix-huit décagrammes (six onces) d'avoine très-légère. Dans l'examen que je fis des diverses graines que j'y rencontrai, je n'en reconnus aucune qui pût être nuisible ; mais son odeur de pourri, qui venait d'un trop fort javelage, et de ce qu'elle avait été mouillée dans le magasin, était assez considérable pour occasionner quelqu'affection maladive chez des individus, qui par l'effet de la nourriture antérieure y avaient déjà beaucoup de dispositions.

SYMPTÔMES DE LA MALADIE.

Les premiers symptômes que l'on appercevait en examinant attentivement les animaux, étaient la tristesse, la faiblesse du pouls, et la diminution de l'appétit.

Trente-six ou quarante-huit heures après, ils refusaient presque toute espèce d'alimens solides ; ils étaient constipés, posaient la tête sur la mangeoire, ou reculaient au bout de leur longe, pour trouver un autre point d'appui ; la langue était chargée et noirâtre ; les paupières et toutes les parties qui environnent les yeux se tuméfiaient ; on remarquait une légère agitation des flancs et une grande faiblesse.

A mesure que la maladie faisait des progrès, tous ces symptômes augmentaient d'intensité ; le pouls devenait plus petit et plus accéléré ; l'haleine était fétide, la constipation plus grande, l'appétit entièrement perdu, et les animaux chancelaient sur leurs jambes.

VARIATION dans les Symptômes.

Chez quelques animaux l'urine était claire, la peau sèche, les oreilles froides ; dans d'autres, ces dernières parties avaient leur moiteur, leur chaleur ordinaire, et l'urine sa couleur naturelle.

Plusieurs avaient les paupières tellement boursoufflées qu'elles couvraient presque tout le globe. On en voyait d'autres en qui les glandes lymphatiques de la ganache (cavité glossale) s'engorgeaient ; les animaux étaient affectés d'un flux nasal considérable , et la membrane pituitaire se couvrait de chancres en peu de jours (1). Un seul qui avait du farcin à une épaule , eut à cette partie une tumeur charbonneuse très-considérable, qui, au bout de dix-huit heures l'emporta, malgré tous les moyens que je mis en usage.

OUVERTURE.

Les diverses ouvertures faites en présence de vétérinaires éclairés (2) et celles que je fis en mon particulier , ont généralement montré ce qui suit:

---

(1) Une jument de quatre ans et demi et un cheval de cinq ans se trouvèrent dans cet état le sixième jour de la maladie ; le neuvième , la jument avait la cloison nasale traversée par les chancres , de manière qu'on pouvait aisément passer le doigt dans l'ouverture qui en était résultée.

Au moyen des sétons , de trois couronnes de trépan , de fumigations , d'injections et de quelques diaphorétiques , je parvins , au bout de deux mois , à guérir ces deux animaux; mais six mois après , je fus obligé de faire tuer la jument à cause d'une très-grande difficulté de respirer , qui provenait de ce que deux cerceaux de la partie supérieure de la trachée artère , avaient été offensés par les chancres , et étaient considérablement retrécis : le cheval périt de marasme peu de temps après.

Je rendrai un compte plus détaillé de ces deux observations dans un autre mémoire.

(2) Les citoyens Tribout , Pincelot et Bazin , artistes vétérinaires et Montreuil , dit Langevin , maréchal praticien à Metz.

La peau enlevée , on apercevait des taches de gangrène répandues çà et là sur le tissu cellulaire. Ce tissu , à l'endroit où il y avait eu des sétons , était extrêmement infiltré , et les muscles au-dessous de ces corps étrangers , se trouvaient toujours gangrenés , plus ou moins profondément.

CAVITÉ ABDOMINALE.

L'estomac et une partie des intestins, sur-tout les grêles , contenaient peu de matières alimentaires. Leurs membranes étaient souvent parsemées de taches gangréneuses , de la largeur d'un centime, et même plus.

Le mésentère en présentait de semblables ; ses glandes avaient acquis près du double de leur volume ordinaire ; le foie, la rate et le pancréas étaient d'un jaune noirâtre. Souvent le second de ces viscères avait une partie de sa pointe gangrenée.

Les reins étaient aussi quelquefois marqués de taches noires , ainsi que la vessie ; cette poche membraneuse ne renfermait ordinairement que peu d'urine.

CAVITÉ THORACHIQUE.

Le poumon , dans certains sujets, était sain, et dans d'autres, tacheté ou en partie gangrené. On le voyait souvent dans le premier état, lorsqu'il y avait eu des sétons aux fesses ; et quand , au contraire , ces cautères avaient été passés au poitrail ou aux parties latérales de la poitrine , l'organe de la respiration était très-lésé ; la plèvre se trouvait toujours à peu près dans le même état que ce viscère.

Le péricarde renfermait généralement une liqueur plus jaune et plus abondante que dans l'état ordinaire.

La graisse qui entoure le cœur était infiltrée et jaune , particulièrement quand le poumon avait beaucoup souffert.

Le cœur se trouvait flasque et la face interne de ses ventricules couverte de larges taches gangréneuses. Quelquefois toute l'étendue de cette face était entièrement noire. En donnant un coup de bistouri , on remarquait que cette couleur noire pénétrait à environ deux millimètres (une ligne) dans la substance du viscère.

La membrane interne de la trachée artère et celle de l'œsophage étaient jaunâtres et quelquefois noirâtres.

CAVITÉ CRANIENNE.

Les méninges ne présentaient rien de particulier.

Le cerveau avait une couleur pâle et très-peu de consistance.

Le plexus choroïde était fort engorgé et d'une couleur noire.

Les ventricules contenaient une sérosité plus abondante et plus jaune que dans l'état de santé.

La moelle épinière était à peu près de même que le cerveau, et ses enveloppes comme celles de cet organe.

La membrane pituitaire (muqueuse du nez) était pâle dans certains sujets, et rouge ou ulcérée dans d'autres.

La bouche et l'arrière-bouche n'offraient rien de remarquable.

CAUSES.

D'après l'exposé que j'ai fait du régime auquel avaient été soumis les chevaux, quatre à cinq mois avant que l'épizootie ne se déclarât, on peut présumer que les alimens avariés sont la seule cause de cette maladie.

Quelques personnes, cependant, intéressées sans doute à démontrer le contraire, ont voulu en rapporter l'origine à la mort d'un cheval affecté d'une maladie que *de la Guerinière*, *Vitet* et autres nomment *mal de tête de contagion.* Cet animal faisait partie d'une remonte d'environ cinquante chevaux, qu'un officier conduisait de Bruxelles à Lunéville ; il périt dans le quartier quinze jours avant que l'épizootie ne parût. En passant à Metz, ces chevaux logèrent au quartier dit *du Fort ;* l'animal dont il est question n'y arriva qu'avec beaucoup de peine, quoique la maladie dont il était attaqué, ne se fût manifestée que depuis environ douze à quinze heures. Je lui portai, pendant deux jours, tous les secours que je crus nécessaires, et ce fut sans succès ; il mourut le troisième jour.

Mais outre que la maladie dont il était attaqué ne paraît pas être contagieuse , d'après les remarques que j'ai faites , elle n'a aucun rapport avec l'épizootie à laquelle on voulait gratuitement l'attribuer. Deux chevaux en ont été, il est vrai , affectés dans le courant de cette épizootie ; mais nous pensons que ce n'est pas là un motif suffisant pour qu'on doive s'attacher à une cause au moins hypothétique , tandis que la modicité et la corruption des alimens paraissent en être le véritable principe.

Pour prouver que la maladie n'était pas due à la disette des fourrages et à leur mauvaise qualité , on a allégué que de tous les chevaux de la garnison , il n'y avait eu que ceux du depôt du 20.me régiment de chasseurs qui en avaient été atteints.

Il est certain que dans les autres dépôts , l'on n'a perdu que quelques chevaux de cette épizootie , et encore ce fut à la suite d'opérations chirurgicales , telles que la castration , etc ; mais nous répondrons à cela, que tous les chevaux de la garnison n'ont pas eu la même nourriture dans les endroits où on les a détachés. Ceux qui furent frappés de cette maladie , eurent à Boulay, comme je l'ai déjà fait remarquer , du foin très-vieux et absolument gâté , nourriture que n'eurent pas les autres.

De cinq chevaux d'officiers qui étaient avec le détachement à Boulay, aucun ne fut attaqué de l'épizootie ; mais trois eurent du farcin et un autre devint morveux. Un cheval du 2.me régiment de dragons, qui était resté pendant dix-huit jours en subsistance dans ce détachement, à cause d'une blessure à un membre, fut atteint de cette épizootie, quoiqu'ayant rejoint le corps auquel il appartenait, et il en périt.

CARACTÈRE DE CETTE MALADIE.

Rien n'est quelquefois si difficile dans le courant d'une épizootie de courte durée, que de découvrir si elle est ou non contagieuse. J'ai eu lieu de remarquer ce double caractère dans celle-ci; cependant tout porte à croire qu'elle était susceptible de se communiquer.

Dans une écurie de trente chevaux, où j'en trouvai un jour au matin quatre déjà très-malades, je remarquai que presque tout le reste ne tarda pas à l'être. J'observai la même chose dans une autre écurie attenante à celle-ci, et qui était de la même compagnie.

Les animaux qui avaient le plus souffert de la disette et de la mauvaise qualité des fourrages, ne furent pas les seuls qui en ressentirent les effets: la maladie gagna les chevaux de remonte que l'on recevait alors, et dont la majeure partie était en très-bon état.

Pendant le courant de cette maladie, j'avais à traiter les chevaux du dépôt du 2.me régiment de dragons qui se trouvaient dans le même quartier que ceux du corps auquel j'étais attaché. Deux de

ces

ces animaux dont l'un avait du farcin et l'autre une blessure à un pied, en furent attaqués.

Un cheval d'un officier polonais, à qui je passai deux sétons à un membre postérieur, avec la même aiguille qui me servait pour en passer à ceux qui étaient malades, eut, au bout de trois jours, dans toute la partie supérieure de ce membre, un engorgement gangréneux qui entraîna bientôt la perte du sujet.

TRAITEMENT CURATIF.

Lorsque je vis que cette maladie prenait un caractère épizootique, ma première attention fut de séparer des autres chevaux tous ceux qui en étaient atteints (1), et d'observer attentivement la maladie avant d'aviser aux moyens de la combattre.

Des sept premiers chevaux qui tombèrent malades en deux jours, un ayant eu à l'épaule droite une tumeur charbonneuse très-considérable (variation dans les symptômes), et un autre étant

______

(1) Tous les auteurs recommandent en pareil cas de séparer les animaux sains des malades : mais ici, comme presque par-tout ailleurs, cela fut impossible, attendu le manque d'écuries. Il suffit au surplus de réfléchir sur ce moyen, pour voir qu'il est presque toujours impraticable, à moins que l'on ait quatre à cinq fois plus d'écuries qu'il n'en faut pour loger les animaux. Ce n'est pas le seul point en médecine vétérinaire comme en médecine humaine, où l'on indique dans les livres et dans les amphithéâtres, plus qu'on ne peut faire dans la pratique.

B

devenu morveux au bout de trois jours , je crus,
d'après les symptômes et les effets de la maladie ,
pouvoir baser le traitement que j'avais à suivre
sur les toniques et les exutoires.

En conséquence , j'administrai le quinquina ,
l'assa fœtida et la gentiane incorporés dans le miel ,
et je passai un ou deux sétons à chaque fesse ,
suivant que les animaux étaient plus ou moins
attaqués : on donnait par jour trois à quatre lavemens émolliens.

Les animaux étaient soumis à une diète moyenne;
ils avaient tous des couvertures , étaient bou-
chonnés et promenés deux à trois fois par jour.
Les écuries étaient tenues dans la plus grande propreté , et l'air y circulait librement.

Le deuxième jour un des cinq premiers chevaux soumis à ce traitement , mourut d'un engorgement gangréneux , dans l'endroit où j'avais passé
les sétons (il y en avait eu deux à chaque fesse) ,
et les quatre autres allèrent bien.

Je suivis le même traitement sur quinze autres
chevaux qui devinrent malades les jours suivans;
mais bientôt je remarquai que la suppuration que
devait produire les sétons , avait beaucoup de
peine à s'établir , et que le troisième ou le quatrième jour, il survenait aux fesses des engorgemens considérables qui se terminaient par la gangrène , et qui entraînaient la perte de presque
tous les animaux en qui ils se montraient.

De ces quinze chevaux , il en périt six de pa-
reils engorgemens , malgré les scarifications que

je fis et les antiseptiques que j'employai ; je me vis par-là contraint de supprimer chez les autres, les sétons que j'avais établis.

Je cessai alors de passer de ces exutoires, pour m'en tenir au seul traitement interne et à une boisson d'eau blanchie par la farine de seigle. Le foin, la paille et l'avoine furent à cette époque arrosés d'eau chargée de muriate de soude, à raison d'une livre par seau. On en mettait aussi, matin et soir, dans l'eau blanche.

Ne concevant guère comment un seul séton pouvait occasionner autant de mal en si peu d'heures, le troisième ou le quatrième jour de son application, j'en passai encore à plusieurs chevaux, mais au poitrail. Ils produisirent le même effet que ceux qui avaient été passés aux fesses, et je vis périr en peu de jours, malgré tous mes soins, quatre de ces animaux, sur neuf à qui j'en avais mis.

Un de mes confrères, le cit. Poincelot, alors vétérinaire au 7.me régiment d'artillerie légère, ayant eu dans son dépôt quelques chevaux affec-tés de la même maladie, m'assura qu'il avait obtenu d'heureux résultats de l'emploi des sétons, mais seulement lorsqu'il les avait appliqués aux parties latérales de la poitrine. J'essayai encore ce moyen à l'égard de plusieurs chevaux, et je ne fus pas surpris de voir que ces corps étrangers opéraient de même que quand ils étaient passés au poitrail ou aux fesses. Je me hâtai en conséquence de retirer ceux qui n'avaient pas encore produit d'ac-

cident , et je fis des scarifications dans les engorgemens auxquels les autres avaient donné lieu ;
trois chevaux sur cinq périrent de ces engorgemens.

Il paraîtra surprenant, sans doute , et peut-être
même incroyable à plusieurs personnes , qu'un ou
deux sétons aient pu aussi promptement occasionner la mort par le sphacèle de toutes les parties
sur lesquelles on les appliquait. J'avoue que moi-
même j'aurais eu de la peine à le croire , avant
d'en avoir été témoin.

Il me serait difficile de m'appuyer de quelques
observations des vétérinaires anciens ou modernes,
qui prouvassent que les sétons, en pareil cas , ont
été nuisibles. Tous ceux qui ont écrit sur les épizooties ou les épidémies, s'accordent généralement
à attribuer à ces corps étrangers , des effets très-
salutaires. Mais je suis loin , comme on le voit ,
d'avoir observé ces bons effets dans le traitement
de la maladie dont je donne l'exposé (1). N'est-
on pas en droit de penser, d'après cela, que plusieurs auteurs ont trop préconisé l'usage des sétons?

Plusieurs chevaux chez lesquels l'épizootie avait
fait beaucoup de progrès, ayant besoin d'être vivement stimulés pour réveiller en eux la force vitale ,
qui semblait presque éteinte , je leur appliquai
les vésicatoires aux parties latérales de la poitrine.
Il en résulta presque toujours de bons effets; mais

---

(1) Le cit. Tribout , artiste vétérinaire à Metz , et un
autre vétérinaire dont j'ai oublié le nom, m'ont assuré
avoir fait la même observation dans le traitement de deux
épizooties.

j'ai remarqué que tous ceux à qui je les ai posés, ou qui sont réchappés des sétons qu'on leur avait passés, soit au poitrail, soit à la poitrine, ou aux fesses, eurent, deux ou trois mois après, une très-grande quantité de farcin aux endroits mêmes ou avaient été placés ces exutoires. Plusieurs périrent de ce farcin qui se montrait généralement par de petits boutons, et qui, dans quelques sujets, dégénéra en morve.

TRAITEMENT PRÉSERVATIF.

Voyant que la maladie étendait rapidement ses ravages et qu'elle menaçait tous les autres chevaux, je fis sentir au chef d'escadron commandant le dépôt, le cit. Carrier, la nécessité qu'il y avait de les soumettre tous à un traitement préservatif. Aussitôt ils furent mis au régime suivant : on réduisit à trois kilogrammes (six livres) les rations de foin et de paille ; le foin se trouvant très-poudreux et ayant une odeur désagréable, fut secoué et arrosé d'eau chargée de muriate de soude, avant d'être administré.

La ration ordinaire d'avoine fut aussi diminuée de moitié, et on y substitua du seigle moulu dont on mêlait une partie à l'avoine, tandis que l'autre servait à faire de l'eau blanche avec laquelle tous les chevaux étaient abreuvés. J'ai préféré ici le seigle à tous les autres grains, attendu qu'il est un peu laxatif.

Pour que tous les animaux pussent boire avec facilité, on avait fait mettre dans les auges, de distance en distance ; des digues en bois , afin de retenir par-tout une égale quantité de boisson. Les intervalles entre les digues étaient assez grands pour que trois chevaux pussent s'y abreuver ; de cette manière , l'eau ne se perdait pas en coulant plus d'un côté de la mangeoire que de l'autre. On avait soin à chaque pansement d'enlever exactement ce qui restait de cette boisson que les chevaux appétaient beaucoup.

On administrait par jour à chaque cheval , un ou deux lavemens émolliens ; la promenade , le pansement de la main , une grande propreté dans les écuries , une libre circulation de l'air atmosphérique , furent les moyens salutaires qu'on ne négligea pas plus pour ceux-ci que pour les autres. Je parvins par ces mesures peu dispendieuses à arrêter la maladie.

NOMBRE D'ANIMAUX MORTS.

Cette épizootie dura depuis le 4 germinal jusqu'au 28 du même mois ; le nombre des animaux qui en périrent fut de trente-six , sur quatre-vingt-huit qui en furent attaqués ; il en mourut par jour , depuis un jusqu'à huit : on en préserva environ cent vingt.

DÉSINFECTION DES ÉCURIES.

La maladie ayant paru contagieuse, on s'occupa , dès qu'elle eut cessé, du soin de désinfecter les écuries dans lesquelles étaient les chevaux qui en avaient été frappés.

Pour cet effet, je fis nettoyer ces lieux le mieux possible ; la terre qui se trouvait dans les interstices des pavés, fut soigneusement enlevée et le sol balayé à l'eau chaude.

Les mangeoires, les râteliers et les murs à la hauteur de deux mètres (six pieds et demi environ), furent aussi lavés à l'eau bouillante et ratissés. Les ustensiles d'écurie furent également nettoyés.

On donna ensuite deux couches de chaux sur les mangeoires, les râteliers et les murs, tant en dedans qu'en dehors des écuries, à la hauteur de deux mètres et demi (sept à huit pieds).

Les murs étant secs, je fis dans chaque écurie une fumigation avec une livre de muriate de soude, une demi-livre d'acide sulphurique, et quatre onces d'oxide de manganèse cristalisé et mis en poudre. Les portes et les fenêtres étaient exactement fermées durant cette opération.

Après ces fumigations, on laissa les écuries ouvertes pendant trois jours avant d'y mettre des chevaux, et aucun de ceux qu'on y plaça ensuite ne devint malade.

Il serait à désirer, en cas d'épizootie, que tous les chefs de corps missent à faire exécuter et délivrer tout ce qui est nécessaire aux chevaux malades, la même intelligence et la même activité que déploya dans cette occasion le cit. Carrier, aujourd'hui chef de brigade du 15.me régiment de cavalerie ; le nombre de chevaux que l'on perd en pareille circonstance, serait infiniment moins considérable qu'il ne l'est ordinairement.

CONCLUSION.

Il résulte de tout ce qui vient d'être exposé ; 1.º que cette épizootie est une *fièvre putride (ady-namique)* causée par la disette et l'altération des forrages , notamment du foin et de l'avoine; 2.º que les toniques antiseptiques et les vésica-toires l'ont avantageusement combattue; 3.º que les sétons ont produit de mauvais effets , puisque presque tous les animaux à qui on en a passé sont morts ; 4.º que les alimens arrosés d'eau chargée de muriate de soude , l'eau blanchie par la farine de seigle , les lavemens émolliens, la prome-nade , etc., ont paru en préserver tous les autres chevaux.

APERÇU

DE L'ÉPIZOOTIE

Qui s'est manifestée sur les bêtes à cornes de la commune de TRAMOIS, arrondissement de TRÉVOUX, département de l'Ain.

VERS le milieu de thermidor an 11, une maladie charbonneuse assez alarmante, par ses progrès, se déclara dans la commune de Tramois. En peu de jours elle attaqua un grand nombre de bœufs, de vaches, et quelques chèvres. Plusieurs de ces animaux périrent, les uns presque subitement, et les autres au bout de deux, trois, ou quatre jours après l'apparition des premiers symptômes.

Le maire de l'endroit présumant sans doute que cette maladie n'aurait aucune suite dangereuse, n'en donna connaissance, ni au sous-préfet de l'arrondissement, ni à l'école vétérinaire de Lyon. Mais un propriétaire de la commune, le cit. Daudet, voyant qu'elle étendait rapidement ses ravages, demanda à l'école un elève pour rester chez lui, à l'effet de surveiller ses animaux, et de traiter ceux qui tomberaient malades. Cinq à six jours apres le départ de cet elève (le citoyen Benard), je me rendis dans l'endroit où il était , afin d'examiner moi-même l'épizootie. L'exposé que je vais tracer est le résultat des observations que j'ai faites pendant trois jours seulement , des renseignemens du citoyen Benard et de quelques autres citoyens du lieu.

Origine de cette Maladie.

L'épizootie commença le 17 thermidor, sur une vache appartenant au cit. Martin André , maire de la commune ; le 24 , une seconde vache de la même étable que celle-ci en fut affectée , et mourut , ainsi que la première , deux jours après. Bientôt ce propriétaire vit tous ses autres animaux, au nombre de quatorze à quinze , attaqués de cette maladie. Il perdit en peu de jours un bœuf , trois vaches et deux chèvres.

Le 26 , une vache du cit. Claude André , dont les bestiaux communiquaient avec ceux du maire , tomba malade, et périt sur le champ. Deux autres vaches avec lesquelles elle avait habité , furent aussi , au bout de quelques jours , affectées de l'épizootie.

Le 27 et le 28 , les cit. Balfin et Baillet perdirent chacun une vache ; et plusieurs jours après, ils en eurent , le premier quatre et le second cinq de malades.

De là , l'épizootie se répandit chez différens particuliers , et gagna même un hameau voisin , dont les bestiaux communiquaient aux pâturages avec ceux de la commune de Tramois.

Topographie de l'endroit où elle s'est manifestée.

Le village de Tramois est situé sur une colline assez élevée. Il est borné au midi et à l'est par une grande plaine très-fertile ; et au nord et à l'ouest, par un étang assez étendu, que les fortes chaleurs de l'été avaient en partie desséché au moment où l'épizootie parut. Les bestiaux sont abreuvés à cet étang, ou à des mares qu'une sécheresse un peu long-temps continuée met presque toujours à sec.

Symptômes.

Outre les symptômes communs à presque toutes les maladies des bêtes à cornes, tels que la perte de l'appétit, la cessation de la rumination, la diminution du lait, le froid des cornes et des oreilles, le hérissement des poils le long du dos, etc., on remarquait les signes suivans, qui caractérisent essentiellement la maladie : le pouls était petit et lent ; des tumeurs assez considérables qui faisaient entendre, en les comprimant, le même bruit que rend un parchemin sec que l'on froisse, se montraient sur le garot, les épaules ou les flancs, et quelquefois au fanon ou au larynx, mais le plus souvent de chaque côté du garot.

La rumination et la secrétion du lait n'étaient pas interrompues chez tous les animaux ; nous avons vu plusieurs vaches ruminer et donner du lait quoique affectées d'une ou plusieurs tumeurs. Le mufle qui ordinairement est sec dans ces sortes de maladies , était aussi humecté que dans l'état de santé ; les matières fécales n'offraient rien de remarquable.

Lorsque la maladie était à son dernier période , les animaux faisaient entendre un râlement très-considérable. L'air expiré était infect , et la langue devenue noirâtre , sortait en partie de la bouche.

OUVERTURE.

Quelques ouvertures que le cit. Benard a faites ont montré les lésions suivantes : en enlevant la peau dans les endroits répondant aux tumeurs , on apercevait une très-forte infiltration d'un roux noirâtre ; les muscles qui se trouvaient au-dessous étaient en grande partie sphacélés.

L'ouverture de la cavité abdominale a montré l'épiploon et le mésentère presque décomposés. La panse et le bonnet étaient parsemés de diverses taches gangréneuses. Ces taches se remarquaient également sur le duodénum et sur la portion de la caillette qui y répond : les organes urinaires étaient très-enflammés.

Dans la poitrine , on remarquait le poumon ou gangrené ou abcédé en plusieurs points de son étendue. Le péricarde avait acquis une épaisseur extraordinaire. Plusieurs taches de gangrène s'observaient dans la face interne du cœur. La membrane interne de la trachée-artère, du larynx et du pharynx , était ou enflammée ou ulcérée.

Le citoyen Benard n'ayant ouvert aucune tête, et aucun animal n'étant mort pendant mon séjour dans l'endroit où régnait la maladie, je ne puis détailler les particularités qu'aurait sans doute offert l'organe encéphalique.

C A U S E S.

La mauvaise qualité des eaux dont on abreuvait les animaux, les travaux forcés et l'insalubrité des étables, nous ont paru être les principales causes de cette épizootie.

Les longues et fortes chaleurs de l'été avaient desséché les étangs et les mares ; le peu d'eau qui s'y trouvait encore à l'époque où la maladie se déclara, était très-trouble, verdâtre et chargée d'une grande quantité d'insectes morts ou vivans.

Plusieurs particuliers, et notamment le maire, avaient, pendant quelque temps, forcé leurs animaux au travail, beaucoup plus que les autres années.

Les étables sont en général mal-propres, peu aérées, et le fumier y séjourne ordinairement pendant cinq à six mois.

Le cit. Martin André, chez qui toutes ces causes se trouvaient réunies, eut le premier des animaux attaqués de la maladie, et c'est chez lui qu'elle fit le plus de ravages.

Au contraire, le cit. Daudet, possesseur d'environ cent quarante bêtes à cornes, moins fatiguées pendant l'été, et logées dans des étables très-propres et très-aérées (1) , n'en eut aucune de malade. Il est vrai que , dès le commencement de l'épizootie , il eut soin d'interdire toute communication de ses bestiaux avec ceux qui en étaient affectés , de les faire abreuver dans un étang dont l'eau était assez bonne , et de faire nettoyer les étables avec le plus de soin possible.

CARACTÈRE DE CETTE MALADIE.

Plusieurs faits semblent prouver que cette épizootie était contagieuse.

1.° Presque tous les animaux qui ont communiqué avec ceux qui en étaient attaqués , sont tombés malades aussitôt.

2.° Des bœufs et des vaches appartenant au cit. Vincent , propriétaire à Benoît , qui avaient été au pâturage avec les bestiaux de Tramois , furent de suite affectés de la maladie.

5.° Le 24 thermidor , un garçon du cit. François Colère enleva la peau d'une vache morte de

_____

(1) Depuis trois ans , le cit. Daudet , d'après l'avis du cit. Hénon notre confrère , a fait percer dans toutes ses étables des fenêtres assez grandes et qui se correspondent ; avant cette époque , les maladies étaient très-communes sur ses bestiaux ; aujourd'hui elles sont fort rares. Ses fermiers conviennent tous de cette vérité ; mais cependant tel est l'empire de la routine et de l'aveuglement des autres particuliers , qu'ils ne peuvent se déterminer à suivre cet exemple. La plupart aiment mieux croire que les maladies de leurs animaux sont dues à des sorts jetés sur eux ou sur les étables.

l'épizootie ; quelques jours après , cette maladie qui n'avait pas encore paru sur ses bestiaux , se déclara sur trois vaches (1).

4.º Un enfant de dix ans qui avait depuis quelque temps un ulcère au cou , et qui couchait dans une étable où étaient quatre vaches malades , mourut du charbon. Il se manifesta aux environs de l'ulcère, une tumeur très-considérable qui suffoqua cet enfant au bout de vingt-quatre heures.

Nombre des animaux morts.

Le nombre des bœufs morts depuis le 17 thermidor, jour auquel la maladie commença , jusqu'au six fructidor, est de 4
Celui des vaches, de 13
Et celui des chèvres , de 2

Total. 19

Le nombre des animaux qui ont éprouvé les effets de l'épizootie, mais qui en sont guéris , est de quatorze.

Traitement curatif.

Je ne puis ici m'appuyer de mon expérience ; car je n'ai traité aucun de ces animaux. Je vais

____

(1) Fut-elle apportée par le garçon qui venait de dépouiller un cadavre , ou est-elle due à une autre cause ? C'est ce qu'il est difficile de savoir : ce qu'il y a de certain , c'est que les maladies contagieuses ont été plus d'une fois communiquées de cette manière. Vicq-d'Azir , Gilbert, Robinet, Petit , etc., en rapportent beaucoup d'exemples.

seulement rendre compte des moyens qui ont été mis en usage par différens particuliers et par le citoyen Benard.

Dès que les tumeurs paraissaient, les habitans, à l'imitation d'un empyrique qui jouissait d'une grande confiance, pratiquaient dessus plusieurs ponctions avec la pointe d'un bistouri, et y introduisaient plusieurs brins de paille, qu'ils renouvelaient deux fois par jour, en nettoyant les petites plaies avec de l'eau tiède. Là, se bornait tout leur traitement qui aurait infailliblement eu beaucoup plus de succès, si les scarifications avaient été plus grandes, si on les avait cautérisées, ou simplement pansées avec l'essence de térébenthine, et si on avait soutenu les forces des animaux par des substances toniques, telles que la gentiane, les fortes infusions d'absynthe, de tanaisie, de camomille, etc.

Cependant, soit que l'épizootie n'eût pas un grand caractère de malignité, soit que quelques animaux ayent eu assez de force pour triompher et de la maladie et des médecins, on en a vu plusieurs guérir au moyen de ce simple traitement.

Le charlatan dont je viens de parler, prévoyant sans doute que son traitement était trop simple et trop aisé à exécuter, pour qu'il pût gagner et la confiance des habitans et leur argent, ajouta que pour plus de sûreté, il fallait administrer tous les trois jours un breuvage composé de diverses substances végétales, parmi lesquelles nous avons reconnu les fleurs de rose et de tilleul, les feuilles

d'aristoloche

d'aristoloche et de trèfle d'eau. Il y mêlait une poudre mystérieuse qu'on ne put pas ou qu'on ne voulut pas nous montrer.

Toutes ces substances qui , au rapport de celui qui les ordonnait, formaient un excellent purgatif, devaient être administrées avec deux verres d'huile et un verre d'eau ; ce prétendu purgatif, que l'ignorance la plus grossière imagina , jointe aux ponctions sur les tumeurs, se payaient trois francs, et cela sur le champ. Ce ne fut que quand j'eus prévenu le maire que je ferais exécuter dans toute leur rigueur les articles I.er et IV de la loi du 16 juillet 1784, que l'empirique cessa de distribuer son remède.

Le citoyen Benard traita plusieurs vaches , au moyen des sétons, du camphre, de l'absynthe et de la gentiane , après avoir fait des scarifications sur les tumeurs ; elles guérirent presque toutes.

Plusieurs particuliers, d'après nos conseils, firent usage des mêmes remèdes , et sauvèrent la plupart de leurs animaux.

Quant au traitement préservatif, il ne fut presque pas mis en usage. Les paysans rejetaient à cet égard tous les avis qu'on leur donnait, dans la persuasion où ils étaient que l'épizootie était l'effet d'un sort jeté sur leurs animaux, et que rien ne pourrait les empêcher de tomber malades, s'ils devaient l'être. Telles sont les idées funestes que l'on observera toujours chez la majeure partie des habitans des campagnes, tant que l'on n'agira

C

pas rigoureusement contre les charlatans qui les leur insinuent pour mieux capter leur confiance et voler leur argent.

MESURES DE POLICE.

Jusqu'à mon arrivée dans la commune, le 7 fructidor, aucune mesure de police n'avait été prise. Les avis et les conseils du cit. Benard avaient été sans effets. Non seulement on laissait les animaux malades avec ceux qui étaient sains, mais encore ils allaient aux pâturages et aux abreuvoirs communs avec tous les autres bestiaux de l'endroit : les cadavres dépouillés n'étaient pas enterrés, et se trouvaient même assez près des habitations ; on faisait usage du peu de lait que les vaches donnaient encore, etc.

Persuadé qu'une pareille insouciance pouvait entraîner les suites les plus dangereuses, je dressai, le huit, un rapport sur l'état de l'épizootie, et je l'envoyai au sous-préfet de l'arrondissement de Trévoux ; il adressa aussitôt au maire de Tramois une instruction sur la marche qu'il avait à suivre, et lui enjoignit sur-tout de ne pas laisser sortir des étables les animaux malades, et de faire enterrer profondément ceux qui mourraient ou qui étaient morts. Il nous fit part de cette instruction, avec invitation d'ordonner toutes les mesures de police nécessaires pour borner les progrès de la maladie.

A peine l'arrêté du sous-préfet fut-il mis à exécution , qu'on ne vit plus d'animaux tomber malades ; et huit à dix jours après , l'épizootie avait entièrement cessé ses ravages.

Nous ne pouvons pas assurer que la cessation de ce fléau soit entièrement due aux mesures de police dont je viens de parler ; mais il est probable qu'elles y ont beaucoup contribué. Il est vrai aussi que depuis dix à douze jours on n'abreuvait plus les animaux aux mares en partie desséchées , dont l'eau était infecte.

SUPERSTITION.

Je ne puis finir cet aperçu sans dire un mot de la superstition qui régnait chez quelques habitans de la commune de Tramois ; ils pensaient que cette maladie était l'effet d'un sort jeté sur leurs animaux ou sur les étables.

Le maire même de l'endroit était dans cette croyance ; et il fit enterrer sous le seuil de la porte de son étable , la deuxième bête qu'il perdit , en assurant que ce moyen lui avait fort bien réussi il y a dix-huit à vingt ans. En vain avons-nous voulu chercher à le désabuser , nous n'avons pu y parvenir.

Mon intention était de faire déterrer cet animal; mais sur l'assurance que l'on me donna qu'il était enterré profondément , et que ce n'était qu'une genisse , je pris le parti d'attendre que le sous-préfet l'ordonnât , à moins que des circonstances impérieuses ne le requissent. La maladie ayant cessé chez le maire comme ailleurs, la bête est restée dans le lieu où elle fut déposée (1).

Ce dangereux procédé, inventé par d'insignes charlatans qu'il conviendrait de renfermer dans des maisons de force, n'est malheureusement encore que trop accrédité dans les campagnes. Gilbert en a vu les suites les plus funestes dans le département de l'Indre, et à la porte de l'école vétérinaire d'Alfort (2).

CONCLUSION.

1.º L'épizootie dont je viens de donner un aperçu, est un véritable charbon occasionné par l'altération de l'eau, par des fatigues outrées et par l'insalubrité des étables.

2.º Les sétons, les médicamens toniques, antiseptiques et les scarifications des tumeurs, ont produit de très-bons effets chez la plupart des animaux.

3.º Les mesures de police et une boisson meilleure que celle que les animaux avaient avant que la maladie ne se déclarât, en ont arrêté les progrès.

-----

(1) Je viens d'apprendre qu'environ un mois après, ce particulier perdit tout le reste de ses animaux.

(2) Recherches sur les causes des maladies charbonneuses, leurs caractères, les moyens de les combattre et de les prévenir, pages 27 et 28.

F I N.

www.ingramcontent.com/pod-product-compliance
Lightning Source LLC
Chambersburg PA
CBHW071258130726
47998CB00003B/1241